DU

CATHÉTÉRISME FORCÉ MODIFIÉ

OU

CATHÉTÉRISME RIGIDE

Par le Docteur **BITOT**

Professeur à l'École de Médecine
Chirurgien honoraire des Hospices de Bordeaux

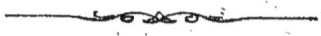

BORDEAUX

IMPRIMERIE DUVERDIER ET Cie (DURAND, DIRECTEUR)
7, rue Gouvion, 7
—
1873

DU

CATHÉTÉRISME FORCÉ MODIFIÉ

OU

CATHÉTÉRISME RIGIDE

DANS LES CAS DE RÉTENTION D'URINE PAR OBSTACLE INFRANCHISSABLE
AU CATHÉTÉRISME ORDINAIRE OU DIFFICILE
SIÉGEANT SOIT SUR LA PROSTATE, SOIT SUR L'UNE DES DEUX AUTRES
PORTION DE L'URÈTRE
ET CONSTITUANT ALORS LE RÉTRÉCISSEMENT FIBREUX
OU FIBRO - CARTILAGINEUX

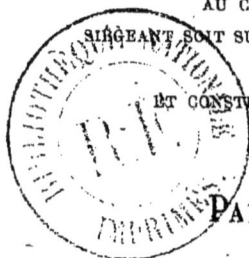

PAR LE DOCTEUR BITOT

Professeur à l'École de Médecine
Chirurgien honoraire des Hospices de Bordeaux

BORDEAUX

IMPRIMERIE DUVERDIER ET Cie (DURAND, DIRECTEUR)

7, rue Gouvion, 7

1873

CATHÉTÉRISME FORCÉ MODIFIÉ

ou

CATHÉTÉRISME RIGIDE

———

Qu'on ne se méprenne pas sur le but de ce travail, il n'entre aucunement dans ma pensée de porter atteinte aux méthodes ou procédés aujourd'hui en faveur pour combattre les rétrécissements. *La dilatation graduée, l'urétrotomie interne ou externe sur conducteur ne sont pas en cause.* Ce sont des acquisitions légitimes. Personne aujourd'hui ne songe à la dilatation forcée, et chacun souscrit à la section des rétrécissements de dedans en dehors ou de dehors en dedans suivant la nature des cas ; mais, quand le praticien se trouve en présence d'une rétention d'urine *excessive, urgente*, causée par un obstacle prostatique ou un rétrécissement infranchissable, insurmontable à tous les moyens dits de douceur, il faut, bon gré mal gré, qu'il ait recours à la violence pour pénétrer dans la vessie, et cette violence il doit l'exercer sur l'une des régions suivantes :

1º La paroi abdominale (ponction hypogastrique ou sus-pubienne.)

2º La symphyse. (Leasure. — *The American Journal of the medical sciences.*)

3º Le dessous de la symphyse (Voillemier.)

4° Le périnée (boutonnière).

5° La cloison recto-vésicale.

6° Le canal de l'urètre.

De ces six régions deux seulement sont en faveur : la région hypogastrique (ponction sus-pubienne); la région périnéale (urétrotomie externe, sans guide). La région hypogastrique offre la voie la plus facile : on la choisit généralement. Il est certain qu'elle permet à tous les praticiens de parer sûrement aux dangers les plus urgents. C'est un un avantage précieux dont elle ne sera pas dépossédée, surtout depuis l'emploi du trocart capillaire aspirateur. Mais elle aura, sinon toujours du moins souvent, le tort de ne pas attaquer la cause du mal. L'urétrotomie externe sans guide n'est applicable qu'en cas de rétrécissement proprement dit.

Les auteurs qui sont arrivés dans la vessie par le canal de l'urètre ont procédé par ponction ou par déchirure.

La ponction s'est faite avec un dard et ne concerne que les obstacles prostatiques. Je cite :

1° Le fait de Lafaye sur Astruc, connu de tout le monde;

2° Le fait de Sandopadre (*Gazette médicale de Paris*, 1856);

3° Le fait de Robert (*Gazette médicale de Paris*, 1861).

La *déchirure* a été pratiquée avec une sonde ordinaire par Desault; avec une sonde conique, de moyen calibre, légèrement courbe, à parois épaisses, par Boyer. Desault n'a rien écrit sur sa manière d'agir. Ses élèves nous ont transmis seulement que la conduite de leur maître était très-heureuse. Celle de Boyer n'était pas moins favorisée, si bien, que la boutonnière anciennement en vogue tomba complètement en désuétude pendant la période si remarquable de ces deux grands chirurgiens. Desault, armé de la sonde ordinaire, plus hardi, franchissait d'emblée toute espèce d'obstacles prostatiques ou rétrécissements. Boyer, plus réservé, créait un instrument spécial, n'arrivait que peu à peu, à la longue, après des semaines quelquefois, et ne maitrisait que les rétrécissements, jamais les obstacles prostatiques.

Boyer, n'avait pas trop de ses deux mains pour arriver au but. La droite insistait sur le pavillon et exécutait le mouvement de bascule, pendant que l'index de la main gauche, placé dans le rectum, supportait la pression de l'instrument en lui servant de poulie de réflexion, et dirigeait d'aussi près que possible son bec, le pouce correspondant repoussant la verge vers le pavillon. C'était donc toute la courbe formée par l'écartement du pouce et de l'indicateur gauche que Boyer mettait à contribution ; véritable et admirable échafaudage, souple et fixe à volonté, qui, en soutenant la région périnéo-rectale, s'opposait par cela même à toutes déchirures par en bas, soit de la paroi inférieure de l'urètre, soit de la portion sous-urétrale du ligament de Carcassonne et des parties avoisinantes.

A Desault, toutes les qualités du chirurgien brillant servi par une belle intelligence et une longue pratique, à Boyer, tout le mérite du savoir profond en clinique ; l'un agissait surtout par instinct et par expérience, l'autre par des motifs bien calculés, bien combinés. Boyer seul avait une méthode. Et cependant, cette méthode si bien conçue, drapée dans des plis chirurgicaux si respectables et si respectés, n'a pas tardé à subir les atteintes du discrédit ; elle a complètement sombré ; Alph. Guérin (*Méd. opr.*) n'en parle même pas ! L'urétrotomie sans guide domine. Il n'est plus question aujourd'hui de la voie urétrale, même quand il s'agit de ces cas urgents et exceptionnels que nous avons en vue. Eh bien ! c'est cette voie urétrale, condamnée à mort, que je cherche à réssusciter, c'est *la Méthode* de Boyer à la réhabilitation de laquelle je travaille. Qu'on ne se figure pas cependant que je l'accepte de toutes pièces; non, je diminue son domaine et voudrais faire disparaître ses défauts.

Boyer, comme nous, usait de la dilatation toutes les fois qu'elle était possible, et réservait sa méthode pour tous les cas non dilatables *franchissables* ou *infranchissables, qu'il y eût ou non rétention d'urine :* il l'avait généralisée. Premier tort auquel je remédie en souscrivant à l'urétrotomie interne ou externe sur conducteur pour les cas franchissables, et par conséquent *ne la réservant qu'aux seuls cas infranchissables non-seulement à la sonde mais encore à l'urine, c'est-à-dire compliqués de rétention excessive, urgente.*

Boyer se servait d'une sonde conique *à petite courbure* sans distinction des *situations vésicales.* J'attache une grande importance à ces situations. Tantôt la vessie distendue par l'urine est *abaissée, remplit plus ou moins l'excavation pelvienne* et conséquemment efface d'autant le conduit rectal, et diminue la courbe urétrale; tantôt elle est *remontée,* comme le dit Velpeau; dans ce dernier cas, la courbure urétrale étant augmentée, le danger de la sonde ordinaire, mais surtout de la sonde de Boyer, entre des mains oublieuses des règles, est de toute évidence. L'instrument peut se fourvoyer entre la vessie et le rectum, perforer même ce dernier organe. Ce danger disparaît dans les cas de vessie abaissée. Néanmoins il est prudent de remplacer la sonde conique par le cathéter cannelé du lithotomiste, dont les avantages multiples seront précisés plus tard. Pour le moment je me contente de signaler sa forte courbure, qui, forçant naturellement son bec à ne jamais quitter la partie supérieure du canal, le met par cela même à l'abri de pénétrer dans le rectum et lui permet de s'adapter plus facilement à l'exagération de courbure de la portion cervico-membraneuse.

Boyer n'appliquait sa méthode qu'aux strictions fibreuses ou fibro-cartilagineuses; *il n'affrontait pas les obstacles prostatiques.* J'aborde aussi bien ces derniers que les premiers.

En somme, Boyer *généralisait* sa méthode; je la *particularise.*

Il agissait avec ou *sans rétention d'urine;* je n'agis qu'*en présence d'une rétention excessive.*

Il ne distinguait pas nettement les cas de vessie *abaissée* ou *remontée;* je m'attache à cette distinction.

Il se servait d'une sonde *à légère courbure;* j'emploie un instrument *à forte courbure.*

Si donc c'est toujours la même méthode, il n'en est pas moins vrai cependant que les moyens et les conditions diffèrent. Certaines objections faites à la première ne peuvent qu'effleurer la seconde : telle la blessure du rectum. Mais il en est d'autres qui sont communes aux deux manières de procéder. Par exemple la lésion prostatique, la fausse route.

Pour apprécier au juste la valeur de cette objection, il faut préciser diverses circonstances qui peuvent s'offrir au chirurgien, suivant que l'obstacle siége nettement ou sur la portion prostatique, ou sur la portion spongieuse, ou bien à l'union des deux premières portions, c'est-à-dire au niveau du collet du bulbe.

PREMIER CAS : *Obstacle prostatique.* — Admettons que la difficulté ne soit que sur la portion prostatique. L'instrument traverse librement les deux premières portions, et son bec dépassant le plan symphysien, c'est-à-dire le trou du ligament de Carcassonne, vient se mettre en contact avec la région prostatique. Propulsé suivant les règles de l'art, il parcourra de préférence le trajet obstrué du canal, si par hasard on n'a à faire qu'à une prostatite aiguë, par la raison bien simple, que le trajet rempli par le boursouflement de la membrane muqueuse, ou effacé par la tuméfaction périphérique, opposera moins de résistance que le tissu prostatique lui-même. A mon avis, c'est ce qui est arrivé sur le sujet de ma deuxième observation.

Si l'obstacle est un abcès, l'instrument le crève, et rien de plus heurnux ne pouvait être produit; c'est le cas de ma première observation.

Mais, supposons que le goulot vésical soit ou dévié par le fait de l'hypertrophie d'une moitié latérale de la prostate, ou barré par celle du lobe moyen (valvule du col, luette vésicale), il est évident que le tissu de la glande pourra être labouré ou même traversé, mais, est-ce une raison suffisante pour prononcer l'ostracisme contre la manœuvre? Est-on sûr de n'avoir pas exagéré l'importance de cette lésion?

Roux déclare (Dictionnaire en 30 vol., t. VII, p. 17) « que, dans la prostate, les fausses routes sont beaucoup moins dangereuses qu'ailleurs. Il a vu des sujets chez lesquels le cours de l'urine s'était établi très-bien par cette voie contre nature. »

Pour Lenoir, l'établisssment d'un canal à travers la prostate, au moyen d'une sonde d'argent un peu conique, était préférable à la ponction vésicale. (*Bulletin de la Société de Chirurgie*, 1852, p. 359.)

Thompson (*Gazette médicale*, 1864) fait observer que le cathétérisme forcé peut rendre parfois de grands services chez les vieillards affectés de rétention urinaire par hypertrophie prostatique. « Les révélations cadavériques ont appris depuis longtemps, dit-il, que de semblables perforations sont bien loin d'être fréquemment mortelles. »

Velpeau ne rejette pas le cathétérisme forcé; il ne le considère même pas à proprement parler comme dangereux, quand la rétention d'urine est produite par une maladie de la prostate. Pour lui, le tissu de cette glande n'est guère sujet à s'infiltrer, et ses blessures présentent peu de gravité. Cette pratique ne lui paraît pas aussi blâmable qu'on le croit. Il pense même qu'on peut très-bien y avoir recours quand la rétention tient à une affection prostatique. (*Académie de médecine*, 8 novembre 1864.)

Voilà des opinions respectables autrement autorisées que la mienne et bien propres à faire réfléchir les adversaires quand même de la méthode que j'appuie, surtout si on en rapproche les faits de ponctions urétrales, ci-dessus mentionnés, toutes suivies de succès et dans lesquelles très-certainement la prostate a été plus ou moins lésée.

D'ailleurs, cette objection de la lésion prostatique n'est-elle pas plus spécieuse que fondée? car si vous ne videz pas la vessie par l'urètre, il faut bien le faire par une autre région, l'hypogastre, le rectum ou le périnée. Et dès lors, ne produisez vous pas une solution de continuité plus apte encore que la lésion de la prostate à l'infiltration urineuse? De quelque côté qu'on se tourne, il y a donc quelque danger à courir, la difficulté est de préciser où il y en a le moins.

DEUXIÈME CAS : *Rétrécissement de la portion spongieuse seulement.* — Supposons actuellement que la difficulté infranchissable consiste en un rétrécissement fibreux ou fibro-cartilagineux occupant uniquement la portion spongieuse *sans complication prostatique.* Que se passe-t-il alors? L'urine, distendant outre mesure le réservoir, force le goulot vésical impuissant à l'arrêter, s'accumule dans la portion membraneuse, la dilate, la transforme en une espèce de réservoir secondaire sous et pré-symphysien d'autant mieux que la chronicité du mal a peu à peu depuis longtemps produit la fossette rétro-stricturale. Dès lors ne voit-on pas qu'en forçant le rétrécissement d'une manière ou d'une autre avec un instrument courbe ou avec un instrument droit, *on doit infailliblement rencontrer l'urine en avant du plan symphysien, au commencement même de la portion membraneuse* et qu'il est parfaitement inutile de pousser plus loin ? Je le demande, y a-t-il manœuvre plus simple, plus rapide que le cathétérisme pour soulager le malade, et prévenir la mort dans une conjoncture semblable ? La chose est advenue sur le sujet de ma sixième observation, la dernière opération que j'ai pratiquée. Si mes souvenirs sont fidèles, le même fait s'est passé dans quelques autres observations que je relate. Dans ces cas j'ai poussé mon instrument jusque dans la vessie. Aujourd'hui que mes idées sont plus réfléchies, plus mûres, je certifie que dans de semblables circonstances le cathétérisme même incomplet, inachevé, suffit pour soulager le malade. L'instrument ne parcourt que la portion spongieuse et dans tous les cas ne dépasse pas le plan symphysien, c'est-à-dire le ligament de Carcassonne. Ainsi compris, le cathétérisme forcé dans les rétentions d'urine par rétrécissement donnera satisfaction à tout le monde, sera à la portée des plus timides.

Mais la fausse route ?

Voilà le grand cheval de bataille des adversaires acharnés du cathétérisme, voilà le monstre qui se dresse devant eux et qu'ils vous opposent sans cesse. Et pourtant ce monstre n'est souvent qu'une ombre, et dans tous les cas contrecarre aussi bien toute autre méthode que la nôtre. Analysons les circonstances pour savoir au juste comment se passent les choses. Le rétrécissement, avonsnous dit, occupe soit le collet du bulbe, soit une étendue plus ou moins grande de la portion spongieuse.

Rétrécissement au collet du bulbe. — Ce rétrécissement est circulaire, en forme d'écran, où n'occupe qu'une partie de la circonférence. Dans l'un comme dans l'autre cas, il se trouve toujours un point moins résistant, celui naturellement qui correspond au canalicule faisant communiquer les portions pré et retro-stricturales du conduit. Confor-

mément à mes vues, quelques légères mouchetures (mouchetures d'amorce) d'un millimètre de profondeur environ
ont été pratiquées avec un scarificateur sur la partie
antérieure du rétrécissement afin d'en faciliter la déhiscence. L'instrument, sonde ou cathéter, ce dernier de
préférence, est introduit jusqu'à la rencontre de l'obstacle;
la main gauche, saisissant en plein la verge, l'étend progressivement sur l'instrument, pendant que la droite tient
fixement celui-ci sur le plan médian, l'ombilic servant de
point de repère, et ne lui imprime qu'une impulsion
tonique et *graduée*, juste comme le sent si bien le muscle
compétent du chirurgien. À ce moment, l'obstacle pressé
entre deux forces inégales, d'une part, le bec de l'instrument, d'autre part, la colonne d'urine dont la portion
membraneuse est remplie outre mesure, se dégorge et par
la circulation capillaire et par les mouchetures, s'amincit
peu à peu, déprime la colonne d'urine et enfin finit par
céder. L'irruption du liquide en est la preuve. À la
rigueur, inutile de pousser l'instrument plus loin. C'est là
que je me suis arrêté chez M. G... (6e obs.). C'est là que
j'aurais pu m'arrêter aussi bien chez M. A... (4e obs.) que
sur le sous-officier H... (3e obs.). Puis on place à demeure
une sonde métallique ou élastique, d'un calibre autant que
possible égal à celui du cathéter. Après vingt-quatre
heures, la sonde souple est toujours préférable.

Je le demande, y a-t-il dans l'espèce, opération plus simple
à tout point de vue? Les aides ne sont pas nécessaires.
C'est à peine si le sang paraît. Mais l'infiltration urineuse?
Il y a une particularité qui la prévient, c'est l'*application
parfaite* du canal sur la sonde. Pendant les vingt-quatre
premières heures, l'instrument est tellement saisi qu'on
peut l'abandonner à lui-même sans crainte de déplacement.
L'urine ne trouve donc pas d'issue entre le canal et la
sonde. Il faut qu'elle en sorte en totalité par la lumière de

l'instrument. Quand la constriction semble lâcher prise, et que la sonde commence à être à l'aise, on la remplace par un autre d'un degré supérieur, toujours dans la pensée de mettre la solution de continuité à l'abri du liquide malfaisant, et ainsi de suite jusqu'à complète guérison. Toutefois, chez M. G... (6e obs.), j'ai préféré laisser un libre cours à l'urine ; il n'y a pas eu d'infiltration.

Mais, dira-t-on, le bec de l'instrument aurait pu dévier, et se frayer un chemin dans le tissu cellulaire extra-urétral. Je supplie de remarquer que cet accident justement imputable au cathétérisme forcé de Desault et de Boyer, ne l'est plus à celui que je propose. *Les conditions sont tout autres.* La rétention d'urine *excessive, urgente,* constituant mon point de départ, il en résulte qu'au moment où j'opère, *toute la portion membraneuse du canal est tellement distendue par l'urine, qu'elle en est très-amincie, très-affaiblie, dépasse de beaucoup, comme volume la partie pré-stricturale, forme bourrelet en arrière du rétrécissement et se prête pour ainsi dire d'elle-même à la déhiscence;* l'instrument n'a qu'à être *franc* et *droit* pour réussir. Non, la fausse route n'est pas possible; et ce cas, qui se présente le plus fréquemment, devrait suffire, à lui tout seul, pour faire accorder au cathétérisme forcé ses lettres de créance.

Qu'il me soit permis d'insister sur ce point, parce qu'on ne l'a jamais assez fait, et que j'y attache une grande importance. Dans les cas de rétrécissements infranchissables occupant un des points de la portion spongieuse, ou bien le collet du bulbe, la vessie, considérablement remplie, imprime inévitablement de temps à autre des poussées à la masse liquide qui la gêne. Le col vésical, *dilaté* par le fait même de la contraction du corps, lui offre un libre passage de même que la portion membraneuse, et l'urine, rencontrant un obstacle insurmontable de la part du rétrécissement, s'amasse de plus en plus en arrière de lui. En dehors de la rétention, il est d'observation journalière que les rétrécis de l'urètre pissent sur leurs souliers et sur leur chemise à la fin de la miction. Pourquoi cela? si non parce que la portion membraneuse, ou mieux périnéale, a inutilement produit son coup de piston pour se débarrasser de son contenu. Ce contenu ne sortira que peu à peu comme par regorgement. Peut-être ne se souvient-on pas assez que l'appareil vésico-urétral est fondamentalement composé d'une série d'organes alternativement contractiles et rétractiles, agissant à la façon du cœur et des artères :

1° La vessie, organe contractile principal, qui, secondé par les muscles des parois abdominales, se met facilement à sec dans les cas ordinaires.

2° Le col ou goulot vésical, ou encore portion prostatique, *rétractile, ne s'ouvrant pas, mais bien se laissant ouvrir sous l'influence du muscle vésical,* et s'obturant de lui-même aussitôt après le passage de l'urine; fait analogue à la *dilatation* de la partie inférieure du rectum résultant de la *contraction* de sa partie supérieure. La direction des fibres musculaires explique la chose. Les fibres en forme de crochet tendent nécessairement à la ligne droite quand elles se raccourcissent; d'où le rapprochement des courbes supérieures et l'écartement des courbes inférieures. La fermeture du col, comme celle de l'anus, est donc la conséquence simple du repos de ces mêmes fibres et du retrait de l'élément élastique.

3° La portion membraneuse ou périnéale, *essentiellement contractile*, agissant par elle-même comme la vessie, et plus puissamment aidée encore que celle-ci par les muscles ambiants, ventricule de la région ano-périnéale, propulseur et sécateur au besoin de la colonne d'urine, comme le sphincter anal par rapport au bâton fécal.

4° La portion spongieuse, *rétractile* à la façon de la prostate.

Il y a donc deux réservoirs actifs dans l'appareil vésico-urétral. Le premier, vaste et docile, ne se contractant que de temps en temps ; le second, petit, impatient et chargé spécialement de chasser et de couper la colonne d'urine sur laquelle le propulseur vésical n'a aucune prise.

Or, établissez une difficulté en avant de l'un de ces réservoirs, vous obtiendrez infailliblement une plénitude ou rétention en arrière. Quand l'obstacle siégera au *col*, vous aurez une *rétention vésicale*, et quand elle occupera le *collet*, vous aurez non-seulement une rétention vésicale, mais encore une *rétention périnéale ou membraneuse*, de telle sorte que dans l'opération du cathétérisme forcé, comme dans celle de l'accouchement, le chirurgien rencontrera une véritable *poche d'eaux*. Or, il ressort de cette manière d'envisager les choses, contrairement à ce qu'on a cru jusqu'à présent, que le *cathétérisme est moins périlleux dans les cas de rétention par rétrécissement que dans ceux dont la prostate est la cause*, puisque dans le premier cas l'instrument n'a pas besoin, à la rigueur, de dépasser la symphyse. *L'index régulateur placé dans le rectum* et la fausse route, c'est-à-dire la route *divergente*, n'ont plus de raison d'être. Si le rétrécissement est peu étendu, peu résistant, il ne réclame que peu d'efforts de la part du chirurgien. S'il est très-étendu, si la portion est transformée en cordon fibreux ou fibro-cartilagineux sur le trajet de plusieurs centimètres, dans ce cas comme dans l'autre, la stricture étant en avant du collet, le bec de l'instrument, toujours médian, toujours en rapport avec la paroi supérieure de l'urètre, chemine dans la gouttière bi-caverneuse qui lui sert de conducteur naturel et peu à peu atteint la poche membraneuse qui présente toute espèce de bonnes conditions pour se laisser pénétrer.

Objectera-t-on les écarts considérables d'un instrument par suite d'un effort dont il est impossible de calculer la mesure? Je réponds que ce labourage rapide qu'on redoute est *purement imaginaire dans les rétrécissements fibro-carti-lagineux et de plusieurs centimètres d'étendue,* comme ceux auxquels j'ai eū affaire dans les observations IV et V. N'étaient les scarifications, vous auriez même beau vouloir avancer que vous ne pourriez pas, et ce n'est pas là le moindre des motifs qui ont fait abandonner la méthode de Boyer, car, malgré la force, Boyer mettait parfois des semaines pour vaincre l'obstacle. Mais ne voit-on pas d'ailleurs que, dans ce cas, le chirurgien exerce sur le pénis *deux mouvements contraires,* l'un *vers le périnée,* par la main droite, l'autre *vers le pavillon de la sonde,* par la main gauche qui saisit étroitement la verge, l'allonge suivant les besoins, contribue à protéger le canal et à maintenir la sonde? Ne voit-on pas que, dans les cas supposés faciles comme ceux du collet, cas où se produisait ordinairement la route fausse ou divergente, *alors que la portion mem-braneuse n'était pas comblée d'urine,* elle peut être rendue dans tous les cas *insignifiante par le seul fait du rapproche-ment tonique et combiné des deux mains de l'opérateur?*

Donc la route divergente, la véritable fausse route imputable aux moyens et conditions de Boyer, ne l'est pas aux nôtres.

Le décollement et la déhiscence que nous faisons est une route artificielle, indispensable à la guérison dans n'importe quelle méthode. Dans l'urétrotomie externe sans guide, elle est pratiquée avec le bistouri et intéresse la peau ; dans le cathétérisme, elle est due à une déchirure de l'obstacle même, s'il est frangible, ou bien, s'il est infrangible, à la dissection de la couche qui l'enveloppe à peu près comme peut s'effectuer la séparation des tuniques artérielles par l'anévrisme disséquant ou celle de deux organes quelconques par la sonde cannelée. Le sage Boyer, du reste, n'avait pas confondu la route artificielle avec la véritable fausse

route. Celle-ci ne peut et ne doit être que le chemin qui,
poursuivi dans sa direction, s'éloigne de plus en plus du
but à atteindre. C'est pourquoi on n'a jamais qualifié du
nom de fausse, la route qui résulte du transpercement par
le trocart de la paroi abdominale, de la cloison recto-vésicale, de la symphyse ou du périnée, pourvu que le trocart
atteigne la vessie. Mais supposons que l'instrument pi-
quant n'aboutisse pas au réservoir urinaire, cela s'est vu à
l'hypogastre, je dis qu'il se sera frayé alors une route divergente, une véritable fausse route. Ainsi s'évanouit cette
objection, que la plupart des chirurgiens considèrent à
tort comme terrassante pour le cathétérisme forcé. Cette
objection ne saurait atteindre, en effet, que les inconvé-
nients de la méthode généralisée, c'est-à-dire appliquée
sans distinction des cas ; elle s'adresse à l'abus, aux imperfections de la méthode, mais non à la méthode elle-même.
Il ne faut pas perdre de vue qu'on agissait :

1° Sans scarification préalable du rétrécissement ;

2° Avec une petite quantité d'urine dans la vessie, en
d'autres termes sans rétention.

Aussi Boyer rencontrait-il *des obstacles infranchissables
même à la force.* « *Cependant,* dit-il (t. IX, p. 238), *j'ai
rencontré des cas dans lesquels il m'a été impossible de surmonter les obstacles, même avec les sondes les plus pointues.* »
L'obstacle n'était pas franchissable *parce qu'il n'était pas
rendu frangible.* Cette dernière qualité lui est imprimée
par les scarifications que je préconise, précaution aussi
importante qu'inoffensive et dont je comparerais volon-
tiers les avantages à ceux de l'incisure qu'on fait sur le
bord d'une pièce de toile pour en faciliter la déchirure.
(L'observation 4 en est une preuve palpable). Or, la scarification enlevant à l'obstacle une forte somme de sa résistance, il est évident que l'opérateur dépense beaucoup
moins de force, partant, reste davantage maître de son

instrument comme de ses mouvements et obvie à ces labou-
rages fantasques, reprochés à tort au cathétérisme forcé.
Il est évident encore que l'opération peut se terminer en
quelques minutes, alors qu'elle nécessitait parfois des
semaines à Boyer.

D'autre part, Boyer, opérant sans rétention d'urine, et,
par conséquent, *avec la contiguité des parois de la portion
membraneuse,* on comprend la fréquence et l'étendue
des désordres que ses descendants divers, moins habiles ou
moins sages, ont dû parfois inévitablement produire. D'où
l'arrêt de mort prononcé contre la méthode par Dupuy-
tren et tant d'autres, arrêt de mort légitime jusqu'à ce
jour, puisqu'on n'a jamais tenté de la dégager des graves
imperfections qui en obstruent le mérite.

Du reste, pour mieux juger la valeur du *cathétérisme
forcé modifié,* établissons un parallèle entre cette méthode,
la cystotomie sus-pubienne et la boutonnière dans les cas
de rétention d'urine par rétrécissement *infranchissable et
indilatable,* comme cela s'observe quelquefois.

La cystotomie sus-pubienne ne pourra constituer ici
qu'un moyen détourné, palliatif : la cause du mal persis-
tera sûrement, indilatable comme avant, et peut-être encore
infranchissable. Pour obvier à la récidive, il faudra donc
absolument établir, à jamais, une sonde à demeure à l'hypogastre ou faire une boutonnière, uréthrotomie externe
sans guide.

Cette uréthrotomie est une opération plus compliquée
que le cathétérisme, parce qu'elle nécessite des aides
nombreux, intelligents, et une somme de lumière dont les
circonstances peuvent ne pas vous favoriser; et que de
difficultés parfois! C'est donc ici que l'instrument ne doit
jamais quitter la ligne médiane; c'est ici, qu'il faut une
habileté exceptionnelle, sans le bénéfice de l'habitude
puisque cette opération est rare. En fin de compte, le

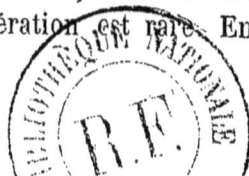

bistouri, aussi impuissant que le cathéter, ne peut aborder
parfois le canalicule morbide, il faut, bon gré, malgré, ou
abandonner le cordon fibreux à lui-même et établir un canal
collatéral, ou bien l'exciser, l'enlever radicalement et *fabriquer un canal complètement neuf*. Mais, qu'on y prenne garde,
on fait courir aux malades les plus grands dangers. Le bulbe
qu'on s'est tant et si justement évertué à ménager dans
l'opération de la *taille*, est ici *largement coupé*. C'est une
belle surface offerte aux phénomènes d'infection et de ré-
sorption. Sur quatre opérés, M. Bourguet, d'Aix, en a perdu
deux, un troisième a quitté l'hôpital avec une fistule. Je
voudrais bien savoir ce qu'il est advenu de lui et du
quatrième, le plus favorisé, *au bout de cinq ou six ans*,
comme je le fais connaître pour mes opérés les plus sérieux.

Dans le cathétérisme forcé, on peut se passer d'aide,
avantage précieux, surtout dans la campagne. Le scarificateur et le cathéter suffisent ; la main la plus inexpérimen-
tée peut en user. La gouttière bi-caverneuse sert de conducteur naturel. Il est donc autrement facile que dans la
boutonnière de se tenir sur la ligne médiane.

D'autre part, le bulbe reste complètement intact, de même
que la peau ; c'est une ponction sous-cutanée et sous-mu-
queuse qu'on pratique, une trouée collatérale dont la surface sera bien moins exposée que celle de la boutonnière
aux complications urineuses.

En présence d'une atrésie complète du canal, chez un
nouveau-né, le Dr Petiteau aurait fait un canal artificiel en
perforant la verge dans toute son étendue. Au bout de sept
semaines, l'enfant était guéri, sans avoir couru aucun danger sérieux. (Garnier, *Dictionnaire annuel des sciences mé-
dicales*.) On trouve huit exemples semblables dans la thèse
d'agrégation de M. Félix Guyon. (*Des vices de conformation
chez l'homme et des moyens d'y remédier*.) Il n'est pas inutile
de les reproduire :

1º FAIT DU Dr ZÖHRER, de Vienne. — Le gland était imperforé ; après avoir incisé celui-ci avec un bistouri aigu, on découvrit un commencement du canal de l'urètre. Une sonde introduite rencontra, à quelques lignes, un nouvel obstacle *qu'on ne put franchir qu'avec beaucoup de difficulté;* on trouva un troisième obstacle à un pouce plus loin. On suspendit momentanément le *cathétérisme forcé* pour placer une corde à boyau et mettre l'enfant dans un bain. Le lendemain, on pratique de nouveau le cathétérisme, *en ayant soin de rester toujours dans la ligne médiane.* On parvint à franchir la dernière bride, et l'on arriva dans la vessie. Aussitôt que l'écoulement de l'urine fut convenablement établi, l'ulcère fistuleux à l'ombilic se ferma.

2º FAIT DU Dr GOURDON. — Mme L..., que j'ai accouchée en 1834, a donné le jour à un enfant du sexe masculin, présentant un phénomène qui, en raison de sa complication, m'a paru digne de remarque.

L'enfant dont il s'agit, venu un peu avant terme, est toutefois bien proportionné; mais il offre un vice de conformation très-curieux des parties génitales. La couronne du gland est adhérente à la portion correspondante et moyenne du prépuce ; celui-ci, entièrement relevé, laisse le gland à découvert, ce qui donne à la verge l'apparence d'un membre circoncis.

Le dessous du pénis, depuis son extrémité jusqu'au scrotum, est rétracté, comme s'il était le siége de la cicatrice d'une brûlure au troisième degré; par cette disposition, la verge se trouve contournée sur elle-même, d'arrière en avant et de bas en haut, de telle sorte que son extrémité regarde le scrotum.

Après avoir examiné avec soin les parties de l'enfant, je reconnus qu'une membrane légèrement résistante oblitérait le méat urinaire. N'ayant pas sur moi ma trousse, je pris une épingle moyenne à tête ronde et polie, et avec cette partie mousse, je rompis par une simple compression la membrane obstruée; je pénétrai ensuite dans le canal de toute la longueur de mon instrument; mais je remarquai avec surprise, que dans un espace de plusieurs lignes et dans la portion qui répond à la fosse vasiculaire, l'urètre était tellement mince qu'il paraissait formé par la seule membrane muqueuse du canal, et qu'à travers ses parois je distinguais l'épingle comme si elle eût été placée derrière une pelure d'oignon. Il s'en fallait donc de peu de chose que l'enfant fût hypospade de la première espèce.

Rentré chez moi, je réfléchis à ce fait, et, considérant que non-seulement la petite membrane que je venais de détruire, n'était pas auparavant, comme dans les cas ordinaires, distendue par l'urine, mais que pas une goutte de ce liquide ne s'etait écoulée après la rupture ; je pensai qu'il y avait peut-être un autre obstacle plus considérable vers le col de la vessie, ce qui pouvait rendre le cas très-grave ; je fis de suite un petit cathéter, avec un fil métallique d'un diamètre convenable, et le lendemain, à mon lever, je me rendis auprès de l'enfant. Les parents, très-inquiets, m'apprirent qu'il s'était beaucoup tourmenté pendant toute la nuit ; je lui trouvai, en effet, le pouls fréquent et serré, la peau brûlante, et depuis quatorze heures qu'il était né, il n'avait pas encore uriné.

Je le fis immédiatement coucher sur les genoux de la garde ; je lui fis écarter et maintenir les cuisses, puis, saisissant la verge entre l'annulaire et le médius, je la tendis fortement afin d'effacer, autant que possible, son vice de conformation ; j'introduisis alors le cathéter préalablement huilé, en observant rigoureusement les préceptes de l'art.

Cet instrument, dont j'avais eu soin de constater la longueur, pénétra jusque dans le col de la vessie, et là il s'arrêta net. Je le tournai vainement dans tous les sens, il me fut impossible de le faire cheminer une ligne de plus. L'ayant retiré et huilé de nouveau, je le réintroduisis en redoublant de précautions. N'ayant pu obtenir un meilleur résultat, mais persuadé que la résistance que j'éprouvais était bien réellement due à un obstacle anormal, *je n'hésitai pas à pousser avec force le cathéter*. Et après une opposition très-sensible, j'arrivai brusquement dans la vessie.

Je retirai vivement le cathéter, l'urine alors sortit en abondance et avec une telle vigueur, qu'elle jaillissait par regorgement à plusieurs pieds de distance. La vessie acheva immédiatement de se vider d'elle-même en totalité. Il n'y eut ensuite aucune nécessité de recourir à un nouveau cathétérisme ou à l'emploi des bougies, car l'enfant, depuis ce moment, n'a cessé d'uriner à plein canal.

Quelle était la nature de ce deuxième obstacle. Il est, je crois, bien positif qu'il n'y avait là ni inflammation de la muqueuse urétrale, ni gonflement de la prostate, ni constriction spasmodique du col de la vessie, etc.

Dans ces différents cas, le cathéter, avec un peu plus de difficulté seulement, eût pénétré dans la vessie, mais on ne fût parvenu à vider l'organe qu'à l'aide d'une sonde creuse. Il eût fallu traiter et guérir la cause de la rétention, mais en attendant l'issue de la maladie, vider souvent la vessie au moyen de la sonde... Ici, rien de tout cela :

1º Ischurie complète;

2º Impossibilité de pénétrer dans la vessie;

3º Destruction de l'obstacle;

4º Sortie libre de l'urine sans récidive de rétention.

Je crois qu'on peut conclure de là qu'une membrane analogue à celle qui oblitérait l'orifice de l'urètre, mais beaucoup plus résistante, existait également à l'autre extrémité du canal.

L'enfant qui, dans ce moment, a environ quatre mois, vient très-bien, et malgré le vice de conformation de ses parties, urine toujours librement.

3º Fait de Rublach : *Formation d'un urètre artificiel, pour remédier à un vice de conformation des organes génitaux* : — Le sujet de ce cas, était un enfant, atteint de vice de conformation de la verge. Le gland était à l'état rudimentaire, le prépuce manquait, l'extrémité du gland couvrant la trace d'un orifice urétral, se trouvait au bord inférieur de la couronne du gland; la verge avait sa longueur normale, mais il n'y avait aucune ouverture à sa surface. Une incision fut faite sur la fente qui indiquait l'orifice de l'urètre, mais sans résultat. Le troisième jour, la région sous-pubienne devint assez tendue. M. Rublach fit alors une incision dans le canal de l'urètre, sous le gland, et pénétra avec difficulté dans la direction du canal, dans une étendue mesurant les trois quarts de sa longueur.

Quelques gouttes de sang s'ensuivirent, l'abdomen enfla davantage, et l'enfant était continuellement en mouvement; pendant la nuit, une certaine quantité d'urine fut tout à coup rendue par le rectum, et la tension de l'abdomen cessa. Le jour suivant, M. Rublach se proposa de faire un canal artificiel à travers la verge; il se procura une sonde en argent flexible dont le bout était aplati et avait un bord tranchant. Cette *sonde, poussée avec difficulté dans la direction du col de la* vessie, pénétra enfin dans sa cavité. L'urine coula immédiatement après, la sonde fut laissée pendant quelque temps, et l'urine cessant de couler par le rectum, *sortit par le passage artificiel qui avait été fait par l'opération.*

4° FAIT DU Dr HONERKOPFF : *Imperforation de l'urètre.* — Le 21 septembre 1826, naquit un enfant sur lequel la sage-femme remarqua que l'urètre n'offrait aucune ouverture. Le pénis était plus long que d'ordinaire et de la grosseur du petit doigt. On voyait à la place qu'occupe l'orifice urètral, un léger sillon dont l'aspect semblait annoncer l'existence d'un canal, situé immédiatement derrière lui. Cependant, une incision pratiquée sur ce sillon donna lieu à une perte de sang considérable, mais ne mit pas le canal à découvert. A tout hasard, *l'auteur enfonça un étroit bistouri à la profondeur d'un doigt environ, sans cesser d'éprouver de la résistance.* Les parents se refusèrent à ce qu'on recommençât de nouvelles tentatives, malgré les observations du médecin, qui déclara que la mort de l'enfant était infaillible si on ne parvenait pas à rétablir le cours de l'urine.

Le lendemain, l'auteur revint accompagné d'un collègue; mais leurs sollicitations restèrent sans succès. Cependant, l'enfant ne semblait pas souffrir de sa position; il prenait le sein de sa mère et dormait tranquillement; on ne sentait aucune fluctuation au-dessus de la symphyse pubienne. L'auteur, qui s'attendait à ce qu'on vînt d'un jour à l'autre lui annoncer la mort de cet enfant, fut étonné quand on lui apprit que, dans la matinée du 26, on avait trouvé ses langes mouillés; la nature avait achevé l'opération; l'urine coulait maintenant sans difficulté.

5° FAIT DU Dr TEXTOR. — On apporte au Dr Textor un enfant de deux jours, présentant une imperforation de l'urètre. On n'y voyait pas d'ouverture, seulement une petite dépression en indiquait la place; point de distension produite par l'urine placée en arrière. Espérant avoir affaire à une obstruction de la partie antérieure du canal, l'auteur fit une incision à la place du méat, mais sans rencontrer l'urètre, sans donner issue à l'urine. Le bistouri fut changé pour un trocart explorateur, qui traversa sans succès toute la longueur du gland. *On enfonça alors le trocart comme un cathéter, selon la direction normale du conduit,* en poussant sous la symphyse, probablement jusqu'au col vésical. Le stylet fut retiré, on passa à travers la canule une fine sonde sans rencontrer de cavité normale, sans donner issue à l'urine. Le cas fut regardé comme désespéré et l'enfant abandonné à son sort. Cependant, après quarante-huit heures, *une miction abondante se fit par ce trajet* et montra que les tentatives avaient été heureuses.

Un an après, M. Textor dit en parlant de ce fait que l'urètre a continué d'être perméable et que l'enfant urine comme tous, les autres

Ce dernier fait est surtout important, car l'enfant a été revu *une année après l'opération*.

Ebert a opéré et guéri trois malades ;

6° Dans un premier cas, l'urètre était libre dans sa partie antérieure, l'obstacle siégeait dans la portion membraneuse. Ebert *pénétra jusqu'à l'obstacle avec le bistouri à fistule de Rust*, fit avancer la pointe et la fit cheminer dans l'étendue de quatre à cinq lignes ; *à ce moment l'urine s'écoula* ; hémorrhagie assez considérable qui céda aux topiques froids ; guérison complète sans aucune sonde ou cathéter.

7° Dans deux autres cas, le méat était entièrement fermé. Dans le premier cas, Ebert fit une ponction avec la lancette, puis essaya d'introduire une sonde, et dut se servir enfin du bistouri de Pott, qu'il poussa dans la direction de l'urètre jusqu'à la symphyse. Ce n'est que lorsqu'il fut arrivé à ce niveau qu'il eut la sensation d'une résistance vaincue ; hémorrhagie peu abondante. La dilatation du canal fut achevée à l'aide de sondes élastiques maintenues dans l'urètre, et au bout de quinze jours, le canal était si uniformément élargi que la miction devint facile.

8° Dans un troisième cas enfin, le méat était imperforé, un bistouri étroit à fistule fut introduit dans la direction de l'urètre, et ce n'est que lorsqu'il arriva sous la symphyse que l'urine commença à couler. Le malade guérit heureusement

Chopart, comme on le sait, ne fut pas aussi heureux, ce fut en vain, en effet, qu'il enfonça à plusieurs reprises dans la plaie un petit trocart et un stylet.

Les faits de Zöhrer, de Gourdon, de Rublach appartiennent certainement au cathétérisme forcé ; ceux de Honerkopff, de Textor et d'Ebert appartiennent plutôt à la ponction. Je les ai rapportés, toutefois, parce qu'ils militent en faveur de la voie urétrale.

La cystotomie sus-pubienne aurait-elle pu rendre ici un égal service? L'urétrotomie externe en aurait-elle rendu un meilleur?

INDICATIONS ET CONTRE-INDICATIONS

C'est certainement, en partie du moins, parce qu'on n'a jamais suffisamment établi les indications et les contre-indications du cathétérisme forcé qu'on en a tant compromis la valeur. Ne commettons pas cette faute grave.

Indications : Obésité. — Bourrelets hémorrhoïdaires. — Élévation de la vessie. — Le cathétérisme forcé trouve naturellement des indications dans les contre-indications mêmes des autres méthodes. Ainsi, il faut y recourir toutes les fois que la couche cellulo-graisseuse sous-cutanée de l'hypogastre offre un trop long trajet à parcourir à la canule ou au trocart capillaire. Il est des constitutions tellement adipeuses que la peau est obligée de s'étager pour loger le tissu adipeux dans mainte région. L'hypogastre est une de ces régions. L'état graisseux est tel, parfois, que le second étage surplombe sur le pubis, la verge et même le haut des cuisses. Sans parler du danger que le contact d'un peu d'urine pourrait faire courir à cette masse graisseuse si prédisposée à la mort, la canule, le trocart capillaire seraient-ils assez longs pour arriver jusqu'à la vessie? Et puis comment faire tenir la sonde à demeure?

La voie rectale peut être obstruée à son tour par des bourrelets hémorrhoïdaires capables de rendre l'opération difficile et même impraticable, surtout si cet embarras se complique de l'élévation de la vessie.

La vessie remontée, à elle seule, contre-indique la ponction rectale. Elle peut bien contrarier aussi le cathétérisme, mais non au même degré, il s'en faut de beaucoup.

Je ne parle pas de la boutonnière. Outre que je la considère, ainsi que je l'ai dit, comme généralement plus dangereuse que le cathétérisme, je ne vois pas comment on oserait y recourir, dans le cas en question. L'élément graisseux a quadruplé, au moins, l'épaisseur du périnée, il a invaginé, encapuchonné le pénis de façon à l'enlever aux regards même de l'observateur. Et, d'ailleurs, qui ne voit la mortification colossale à laquelle donnerait presque immanquablement lieu le passage de l'urine sur les tissus divisés?

Certainement, le cathétérisme sera gêné de son côté par la masse hypertrophique, *mais il aura toujours l'avantage de pouvoir obtenir l'évacuation sans intéresser le tissu adipeux.*

Contre-indications : Coïncidence d'obstacle prostatique et de rétrécissements. — Vessie remontée. — Sensibilité exagérée du canal. — Inflammation de la verge. — État fibro-cartilagineux ou lardacé et fistuleux de la région périnéale. — Calculs engagés dans l'urètre.

Pour parer convenablement aux obstacles prostatiques, le cathétérisme *réclame la liberté complète des portions spongieuse* et *membraneuse.* Il faut que l'instrument puisse y jouer à son aise, pour que l'index régulateur placé dans le rectum soit parfaitement en mesure d'apprécier la résistance offerte au bec qu'il dirige. A plus forte raison, ne sera-t-il pas de mise, si à cette complication de la première portion du canal vient s'ajouter l'élévation de la vessie. C'est ce qui avait lieu dans un cas de rétention pour lequel notre collègue Lannelongue voulut bien connaître notre avis avant de prendre un parti. Il s'agissait d'un homme de plus de soixante ans, affecté de *rétrécissements multiples de la portion spongieuse, d'une hypertrophie considérable de la prostate* et chez lequel la vessie *était remontée.* Evidemment, il y avait contre-indication pour le passage par la voie urétrale. Je conseillai la cystotomie sus-pubienne. Malheureusement, malgré les soins intelligents du chirurgien traitant, le malade succomba le quatorzième jour.

Sensibilité exagérée du canal. — Ce tempérament urétral peut s'opposer au cathétérisme forcé, quand même la rétention ne reconnaît pour cause qu'une maladie de la prostate. Quel est le chirurgien qui, une fois ou autre, n'a rencontré de ces malades chez lesquels l'introduction seule de la sonde provoque brusquement comme un état convulsif général et, de la part du canal, un spasme, une contracture tellement énergique qu'il serait plus que téméraire de vouloir quand même pénétrer? N'est-il pas probable, d'ailleurs, que l'étranglement rétracto-contractile se produisant à la portion spongieuse, coïncide avec un phénomène identique, vers le goulot vésical? Et dès lors, comment manœuvrer avec un instrument de plus en plus lié à mesure qu'il ferait son chemin, si tant est qu'il pût réellement le faire? Je trouve dans ce réflexe de l'analogie avec celui qui parfois paralyse la main de l'accoucheur, introduite dans la matrice pour faire la version.

L'hyperesthésie spasmodique de l'urètre nous place donc dans les conditions contre-indicatives des rétrécissements eux-mêmes de la partie spongieuse. Les coudées de l'instrument ne sont pas franches, il vaut mieux céder que s'obstiner. Remarquons d'ailleurs, en passant, que les réflexes dolorifères de l'urètre, répétés et renforcés par une cause persistante, sont de nature, non-seulement à produire un ébranlement nerveux, un accès fébrile intense, mais encore une stupeur, une sidération effrayante voisine de la mort. Dans ces conjonctures, il faut toujours être en garde contre la pusillanimité et le nervosisme, se rappelant que l'impression seule du froid du bistouri sur la région périnéale a suffi pour réduire à mort un individu que Desault avait disposé pour la taille. Donc, quand aux coefficients organiques de la rétention occupant les régions prostatique et spongieuse se joignent la position élevée de la vessie et l'hypéresthésie spasmodique du canal, la voie urétrale est un véritable *noli me tangere*. Il faut résolûment frapper à une autre porte pour évacuer la vessie.

Un calcul ayant perforé la paroi du canal et enkysté dans le tissu cellulaire péri-urétral réclame impérieusement la boutonnière et non le cathétérisme. C'est la conduite que j'ai tenue sur un adulte, pour lequel j'ai été appelé par M. Pujo, près de Saint-Ciers de Canesse. La pierre était grosse comme un œuf de perdrix. Malgré les désordres gangréneux, auxquels il était déjà en proie sur la région affectée, le malade guérit très-facilement, avec une bride stricturale cependant et un état cordé de la verge.

Le 22 octobre 1871, j'ai été appelé route de Toulouse, 157, auprès d'un enfant de deux ans, en proie à de cruelles souffrances. Cet enfant, sujet à des phénomènes dysuriques, n'avait pas uriné depuis longtemps, malgré l'usage des bains, des cataplasmes, des lavements : il avait tout le corps infiltré, le ventre énormement distendu. L'infiltration du prépuce et du scrotum avait emprisonné le gland à une profondeur de plusieurs centimètres. Je fendis le prépuce avec les ciseaux, et la mise à découvert du gland me permit de constater l'obturation complète du méat, par un calcul arrondi de cinq millimètres de diamètre. Une pression sur le gland, avec le pouce et l'index de la main droite, le délogea de la fosse naviculaire et lui fit franchir le méat. Néanmoins, l'évacuation de l'urine ne s'effectuant pas et n'ayant pas à ma disposition une sonde assez forte, j'eus recours à un crin de cheval *arraché à l'instant même*. Je le fis pénétrer par son extrémité folliculaire, *armée d'un renflement moelleux, embryoplastique*. Son introduction fut des plus faciles et donna lieu à un écoulement d'urine

lent mais continu, qui amena rapidement, avec le soulagement, la détuméfaction complète du corps.

Enfin, comme dernière contre-indication du cathétérisme
forcé, je signalerai *l'inflammation du pénis et l'état lardacé
ou fistuleux de la région urétro-périnéale*. Ces sortes de
cas ressortissent particulièrement de la boutonnière.

Le cathétérisme forcé, comme je le comprends, mérite donc
une place à côté de la cystotomie sus-pubienne ou rectale
et de la boutonnière. Chacune de ces méthodes a sa raison
d'être de préférence aux autres dans des cas déterminés.
Ces cas sont exceptionnels très-certainement, mais ce n'est
pas une raison pour ne pas déterminer au juste le meilleur
moyen à leur opposer, quand ils se manifestent. Le cépha-
lotribe est un effroyable instrument aussi bien par son
poids, sa forme et ses dimensions, que par le rôle qu'il est
appelé à jouer. Il n'en est pas moins vrai cependant qu'on
est heureux de l'avoir à sa disposition quand, menacé de
perdre et mère et enfant, on peut sauver la première en
sacrifiant le second. En fait de méthodes empruntées ou
non à la force, il ne saurait en exister d'inutiles, quelque
exceptionnelles qu'elles puissent être, quand elles tendent
à l'amoindrissement des malheurs qui pèsent sur l'humanité.

Je passe à l'exposé de mes observations :

OBSERVATION I : *Rétention d'urine par obstacle prostatique chez
un adolescent de quinze à seize ans.—Cathétérisme forcé.—Succès.*

Le fait dont il s'agit s'est passé dans un grand établissement
d'instruction publique, et je dois de l'avoir observé à notre
honorable confrère H. Gintrac.

Le malade, âgé de quinze à seize ans, fut pris, pendant le
cours d'une grippe, sans cause appréciable, de rétention
d'urine le 20 juin 1866. Je le vis le lendemain. Rien ne permet
de rapporter le mal à une cause pénible à avouer. Depuis la
veille, l'urine ne sortait que par gouttes. L'hypogastre très-
tendu, mat, était douloureux à la pression, *principalement au
voisinage de la symphyse pubienne*. Le périnée était sans tumé-

faction; fièvre. Le cathétérisme, pratiqué avec une sonde en maillechort n° 16, éprouve quelque difficulté. Pendant le mouvement de bascule, l'instrument rencontre un obstacle *tendant à le faire dévier*, et qui, pour être franchi, nécessite de ma part un certain effort. L'urine sortit très-claire, mais lentement; des pressions sur l'hypogastre furent nécessaires pour en faciliter et compléter l'expulsion. Soulagement immédiat, mais *non absolu*.

Je ne m'expliquai pas nettement la cause de la rétention; je la rapportai à une paralysie de la vessie. Bains de siége émollients et tièdes Compresses d'eau froide sur l'hypogastre au moment de la miction.

22 juin. La rétention a persisté; l'hypogastre est aussi tendu que jamais. Je pratique le cathétérisme, mais pendant le mouvement de bascule, je suis arrêté par un obstacle faisant dévier l'instrument comme la veille et présentant beaucoup plus de résistance. L'indicateur gauche placé dans le rectum pour servir de point d'appui à la sonde, la diriger et la propulser graduellement mais fortement, le pouce correspondant étendu et appliqué sur le canal pour concourir au même but, tandis que la main droite, agent principal de la force, maintenait l'instrument exactement sur la ligne médiane. La difficulté céda tout d'un coup, en donnant lieu à un sursaut tel qu'aurait pu en faire naître la rupture d'un organe creux. Cependant le bec de la sonde n'était pas assez profondément engagé pour plonger dans la vessie; et il ne sortait aucun liquide. Très-convaincu que la sonde était bien sur le trajet du canal, je ne balançai pas à la faire basculer davantage et à la pousser complètement. Malgré des pressions réitérées sur l'hypogastre, il ne vint pas une goutte de liquide. Pourtant l'instrument était mobile, non dévié. Je l'enlevai pour m'expliquer la chose. Les yeux en étaient obstrués par du pus tellement lié qu'il ne fluait pas : l'énigme n'existait plus. L'instrument nettoyé, je l'introduisis de nouveau sans aucune difficulté. L'urine ne coula pas encore tout de suite. Mais je connaissais la véritable nature de l'obstacle, je persistai dans les pressions sur l'hypogastre, et je ne tardai pas à voir poindre à l'orifice de la sonde le pus crémeux dont j'avais constaté l'existence. Son écoulement ne se fit qu'en lavant lentement, et la colonne d'urine ne jaillit que lorsque la sonde en fut tout à fait débarrassée. Aussi clair que la veille, ce liquide ne se

présenta mêlé d'un peu de pus qu'à la fin de l'écoulement. Les suites furent des plus simples. J'avais eu affaire à un abcès de la prostate.

Observation II : *Rétention d'urine par hypertrophie prostatique chez un homme âgé de soixante ans. — Cathétérisme forcé. — Guérison.*

Le malade qui fait le sujet de cette observation est cambré, âgé de soixante ans. Dès le principe, il a été soigné par M. Philippe. Le 1er août 1866, date du début de la rétention, le cathétérisme ne fut possible entre les mains de notre confrère qu'après une application de sangsues au périnée.

Les jours suivants, l'opération n'offrit aucune difficulté à M. Denucé, appelé à prêter son concours au Dr Philippe, auquel des raisons de santé, malheureusement trop légitimes, ne permettaient pas de suffire aux soins persévérants du traitement. M. Denucé essaya vainement, par les divers moyens dont nous disposons, à fixer une sonde à demeure. Chaque fois, malgré la bonne volonté du malade, l'instrument ne resta que quelques heures en place. C'est après la dernière tentative de ce genre que je fus chargé du traitement. Des motifs impérieux avaient appelé M. Denucé hors de Bordeaux pour plus de quinze jours. Vu l'insuccès de ces tentatives et convaincu qu'elles n'aboutiraient pas davantage entre mes mains, je me contentai de vider la vessie matin et soir. Très facile les premières fois, le cathétérisme ne tarda pas à rencontrer une certaine résistance vers la fin de la portion membraneuse. L'irritabilité du canal, l'état trouble des urines, l'augmentation dans la force et la vitesse du pouls me firent présager des complications. Je n'avais d'ailleurs rien changé aux moyens prescrits par mes confrères (bains de siége, cataplasmes, tisanes diurétiques, quelques doses de sulfate de quinine).

Mes prévisions ne tardèrent pas à se réaliser. En effet, parvenu au-dessous de la symphyse, l'instrument éprouva un obstacle insurmontable, soit par la sonde élastique, soit par la sonde métallique, dirigée, bien entendu, avec les ménagements ordinaires. L'urétro-prostatite s'était évidemment déclarée et venait ajouter au volume de l'organe hypertrophié. Une nouvelle application de sangsues au périnée facilita de nouveau le passage de la sonde. Mais, soit que l'inflammation n'eût pu être enrayée, soit que le contact de l'instrument surexcitât plus que d'habitude le canal, l'opération devint plus difficile que jamais. Le malade était jaune, épuisé, découragé. Je ne crus pas devoir recourir à une troisième émission sanguine, et je me décidai à forcer résolûment l'obstacle.

Contre mon attente, l'indicateur gauche introduit dans le rectum ne rencontra ni saillie prostatique, ni tumeur vésicale, mais bien une vaste cavité qu'il parcourait librement. Il me fallut enfoncer le doigt de toute sa longueur en déprimant l'anus pour diriger convenablement la sonde. Cette précaution prise, je procédai comme je l'ai dit dans la précédente observation. A partir du commencement de la prostate, la sonde produisit, en avançant, une sensation de déchirure. Cette sensation résultait-elle de la déchirure des parois du canal forcément dilaté, ou bien d'une fausse route? Je ne puis rien affirmer à ce sujet. Le principal pour moi, c'est que j'étais sûr d'être sur le trajet du canal et que je devais nécessairement tomber dans la vessie. J'avoue cependant que le chemin me parut très-long; il l'était en réalité, car ce ne fut qu'après la rétropulsion absolue du gland et l'abaissement exagéré du pavillon de la sonde que jaillit la colonne d'urine. Ce liquide était et resta sanguinolent pendant quelques jours. A cet état succéda la particularité suivante qui persista jusqu'à la guérison. Le premier jet était *épais, blanchâtre, comme muco-purulent*, le reste coulait limpide jusqu'à la fin. Il faut encore noter qu'à diverses reprises le dernier jet coïncida avec l'expulsion d'une certaine quantité de bulbes gazeuses produisant un bruit de gargouillement. M. Denucé est venu à temps pour constater ce phénomène. A diverses reprises, il survint un ténésme intense que j'enrayai toujours par l'emploi du bromure de potassium. Le cathétérisme, pratiqué matin et soir, à heure fixe, devint de moins en moins douloureux, de plus en plus facile. Il n'offrit d'autre particularité qu'une sensation de léger sursaut sur le trajet de la prostate; sursaut, du reste, qui ne tarda pas à disparaître.

La miction volontaire eut lieu le 20 septembre.

La durée totale de la maladie a été de cinquante jours.

Depuis lors, l'état du malade a été tout à fait satisfaisant, c'est-à-dire qu'il n'éprouve d'autre inconvénient que celui qui est inhérent au volume exagéré de la prostate, un besoin de miction plus fréquent qu'à l'état normal. Jusqu'à ce jour, la rétention excessive ne s'est pas représentée.

Cette observation prêterait facilement à de longues réflexions, mais, vu le but que je me propose, il me suffit de faire les remarques suivantes :

La longueur *démesurée* du canal s'explique par l'hypertrophie de la prostate et par la position élevée de la vessie, position que Velpeau a depuis longtemps désignée sous le nom de *vessie remontée.*

Cette position élevée de la vessie ne tiendrait-elle pas elle-même à l'exagération de la saillie sacro-vertébrale résultant de la cambrure ?

La longueur considérable du canal rend compte de l'impossibilité de maintenir fixement le bec de la sonde dans la vessie. Pour prévenir son déplacement, il aurait fallu une sonde notablement plus longue que les sondes ordinaires.

C'est à la *vessie remontée* que je rapporte l'expulsion, en premier lieu, de la partie la plus épaisse de l'urine. Contrairement aux cas ordinaires, dans les circonstances dont il s'agit, les yeux de la sonde plongent dans le dépôt.

Quant au gargouillement vésical, il peut s'expliquer par l'introduction dans la vessie d'une certaine quantité d'air provenant de la différence de niveau des extrémités de la sonde, *basculée plus que d'habitude.* Cependant, d'après le dire très-affirmatif du malade, le gargouillement se serait manifesté plusieurs fois depuis la guérison, d'où la nécessité d'admettre la formation spontanée de gaz dans la vessie, ou bien, l'aspiration par le canal d'une certaine quantité d'air.

J'ai constaté ce gargouillement vésical, avant de connaître par les journaux les faits du Dr Higuet et celui du Dr Aillot. M. Higuet explique le phénomène par l'hypertrophie des parois vésicales, et M. Aillot, par leur paralysie. (*Union médicale,* 1867, p. 207.)

OBSERVATION III : *Rétrécissement infranchissable de la portion membraneuse.* — *Rétention d'urine.* — *Cathétérisme forcé.* — *Guérison.*

H..., sergent-fourrier, entré le 19 février 1866, à l'hôpital militaire de Bordeaux, salle 2, lit 2.

Il y a neuf ans, blennorrhagie, un mois de traitement à l'hôpital de Nantes ; copahu à l'intérieur, *injections au sulfate de zinc.*

L'année suivante, nouvelle blennorrhagie, même hôpital, trois mois de traitement, copahu à l'intérieur, *injections au nitrate d'argent.*

Il y a quatre ans, séjour à l'hôpital de la Rochelle pour un rétrécissement ; bols de térébenthine, *dilatation graduelle.* Après vingt jours de traitement, le malade réclame sa sortie, se croyant parfaitement guéri.

Mais la dysurie ne tarda pas à se manifester de nouveau, et depuis cette époque, elle a toujours été en s'aggravant ; elle est arrivée à un tel point que, malgré la frayeur que lui inspire un traitement spécial, le malade, à bout de souffrances, a été obligé de venir le réclamer à l'hôpital militaire.

Il rapporte que la difficulté et la douleur de la miction varient un peu, suivant le moment de la journée ou de la nuit, que l'urine sort tantôt goutte à goutte, tantôt par jets minces et interrompus. Il est obligé d'uriner de vingt à trente fois par jour.

Des sondes et des bougies diverses parcourent facilement l'urètre jusqu'à la profondeur de quatorze centimètres : quelque fines qu'elles soient, elles sont constamment arrêtées à ce point.

Dans la pensée qu'une autre main serait plus heureuse que la mienne, je priai successivement M. Larivière, médecin principal, et le Dr Erambert, aide-major, d'essayer le cathétérisme.

Pour ces honorés confrères, comme pour moi, l'obstacle fut infranchissable. L'interne et le malade lui-même firent aussi des tentatives inutiles. Ai-je besoin de faire remarquer que tous ces essais furent entourés des plus grands ménagements ? Les précautions étaient d'autant plus nécessaires que le canal était très-irritable, très-prédisposé à la contracture. J'espérais que l'organe s'habituerait peu à peu au contact de l'instrument et que de cette accoutumance et de l'usage fréquent des bains et des topiques émollients résulterait peut-être le passage désiré. Dans le cas contraire, la rétention d'urine me paraissait inévitable et prochaine.

Cette complication arriva le 3 mars. Ce jour-là, le malade n'urina que quelques gouttes dans la matinée ; tout le reste du jour, les efforts inouïs qu'il fit dans ce but furent en pure perte.

Le soir, vers huit heures, le Dr Erambert, médecin de garde, après avoir essayé encore, en vain, le cathétérisme, me fit prier

3

de me rendre auprès du malade. Les douleurs étaient intenses, l'hypogastre très-tendu ; cependant, l'urgence n'était pas extrême. Il n'était donc pas convenable que je prisse un grand parti sans l'avis du médecin principal. Dans la pensée qu'il s'agissait peut-être d'un rétrécissement circulaire qu'une simple piqûre pourrait vaincre, et en même temps en vue du cathétérisme forcé, je fis usage d'un urétrotome dont la pointe aiguë et cannelée permettait à la lame de la dépasser de quelques millimètres. Cette piqûre n'amena qu'un peu de sang. Je prescrivis douze sangsues au périnée et un bain prolongé. Expulsion d'une petite quantité d'urine, léger soulagement dans le courant de la nuit ; mais, dans la matinée, les douleurs reprirent leur intensité et il n'était plus prudent d'ajourner une opération décisive. A ma grande satisfaction, l'avis du médecin principal fut favorable au cathétérisme forcé.

Le malade, placé dans les conditions exigées pour une opération de ce genre, fut chloroformisé par M. Jeannel, pharmacien principal. L'anesthésie obtenue, occupant moi-même la position classique, j'introduisis dans l'urètre le cathéter ordinaire du lithotomiste jusqu'à la rencontre de l'obstacle. A ce moment, l'index gauche, placé dans le rectum, et la pulpe du pouce correspondant appliquée sur la partie postérieure de la courbe de l'instrument manœuvrèrent de façon à le faire avancer sûrement dans la direction normale. Le mouvement de bascule exécuté par la main droite, s'effectuant en même temps d'une manière bien soutenue et sans dévier de la ligne médiane, je forçai le rétrécissement et pénétrai dans la vessie. La sortie de l'urine par la cannelure ne permit pas un instant de douter du résultat.

L'opération ne demanda pas plus de temps qu'un cathétérisme simple. Une sonde métallique n° 19 fut placée à demeure pendant quarante-huit heures.

Quelques heures après l'opération, accès de fièvre dont la première stade ne dura pas moins d'une heure. Sulfate de quinine, un gramme, à quatre heures du soir.

5 mars. La sonde est enlevée à la visite du matin ; dans la journée, miction facile et non douloureuse.

6 mars. Introduction facile d'une sonde Mayor, n° 35. Journée excellente.

7 mars. Vers six heures, accès de fièvre dont le frisson dura environ une heure, 1 gramme de sulfate de quinine.

8, 9, 10 mars. Rien de particulier.

11 mars. Nouvel accès de fièvre, vers huit heures du matin, le frisson est moins intense que précédemment, 1 gramme de sulfate de quinine. A partir de ce jour, jusqu'au 2 avril, le malade prend chaque matin 100 grammes d'infusion de café, avec addition de 15 grammes d'alcoolature de mélisse.

Régime. — Une portion. Côtelette. Quatre portions de vin.

L'usage de la sonde est abandonné jusqu'au 17 mars.

17 mars. Le malade est obligé de faire des efforts pour expulser le premier jet d'urine.

Cependant, j'introduis facilement le nº 35 Mayor.

18 mars. Emploi facile de la sonde Mayor, nº 39. Les jours suivants, je passe au nº 41; mais à 14 centimètres de profondeur, je trouve chaque fois un obstacle que je ne puis surmonter qu'en forçant médiocrement avec l'index et le pouce gauche disposé comme je l'ai dit pour l'opération. J'éprouvais alors très-nettement la sensation d'un soubresaut. Du reste, la miction se faisait par forte colonne continue dans l'intervalle des cathétérismes.

Je cesse le cathétérisme pendant huit jours et après ce laps de temps j'essaye la sonde Mayor 43, qui passe sans soubresaut. A partir de ce jour, j'habituai le malade à se servir lui-même de l'instrument; soit crainte, soit maladresse, il ne réussissait pas bien en notre présence. Cependant, comme j'étais décidé à ne signer de sortie que lorsqu'il aurait prouvé son habitude dans cette manœuvre, il finit par la pratiquer sous nos yeux. *Exeat* le 29 mai 1866, *avec recommandation expresse, sous peine de récidive*, de faire usage de la sonde tous les jours, au moins plusieurs fois par semaine.

Le traitement avait duré quatre-vingt-quatre jours; mon service cessa peu de temps après. J'ai tenu à savoir ce qu'était devenu l'opéré. Voici ce que j'ai appris :

Aussitôt après la sortie, il commit divers excès et négligea de se sonder, si bien que dès le 10 juin il éprouva de nouveau de la difficulté à uriner. Cependant, il peut introduire la sonde nº 20. Le médecin du régiment ayant eu connaissance de son état le renvoya à l'hôpital où il a été obligé de se sonder lui-même quotidiennement devant le chef de service, M. Doquin, pendant cinquante-sept jours; son billet de sortie a été signé le 7 août.

Le siége de la stricture n'était pas douteux dans le cas précédent, il occupait ou le collet du bulbe, ou mieux la région spongio-membraneuse. Mais n'était-ce pas un simple spasme de la portion musculeuse ? Je réponds : que le mal remontant à quatre ans, avait suivi une *urétrite blennorrhagique* combattue par des injections au *sulfate de zinc* et au *nitrate d'argent;* que la dysurie est revenue et s'est aggravée peu à peu ; qu'après l'opération, j'introduisis les sondes Mayor 35, 39, 41.

Ces circonstances peuvent-elles réellement être attribuées à un spasme simple? Ce n'est pas mon avis. Le spasme simple disparaît complétement et aussi vite qu'il se montre. Il naît au contact de la sonde et disparaît avec lui ; mais il ne me répugnerait pas d'admettre ici le spasme *comme symptôme de rétrécissement.*

Le malade n'ayant jamais eu rien de semblable avant sa blennorrhagie et les injections irritantes par lesquelles on l'a combattue, on ne peut songer au spasme idiopathique, *cause* et non *résultat* de la difficulté urétrale.

Dans tous les cas, *il fallait agir d'urgence. Or, comment la cystotomie ou la boutonnière auraient-elles été aussi heureuses que le cathétérisme? La question pratique est là tout entière.*

Les faits qui suivent ont trait à une lésion beaucoup plus étendue de la portion spongieuse elle-même.

OBSERVATION IV : *Rétrécissement fibro-cartilagineux très-ancien, occupant une grande étendue de la portion spongieuse. — Rétention d'urine. — Cathétérisme forcé. — Guérison.*

M. A..., âgé de cinquante ans, demeurant à Bordeaux, a subi des urétrites multiples pendant sa jeunesse. En 1835, rétention d'urines dans un bain chaud. Cathétérisme facile par le docteur Boussiron.

En 1840, difficulté d'uriner. Pendant quatre mois, cautérisation avec la sonde Lallemand par le docteur D... Ce moyen.

n'amène aucune amélioration. Il survint même une nouvelle rétention d'urines. Le médecin traitant, assisté d'un de ses confrères, ne put introduire la sonde dans la vessie. Le docteur P..., appelé, pratique le cathétérisme de force et réussit. Il s'écoule une certaine quantité de sang. Sonde à demeure. Trente jours de dilatation.

En 1847, le rétrécissement est plus prononcé que jamais. M. A..., cédant aux instances de ses amis, se rend à Paris pour se mettre entre les mains de Ricord. Ce chirurgien pratique l'urétrotomie trois jours de suite. Le troisième jour seulement, il arrive à faire pénétrer une sonde dans la vessie, il la laisse à demeure et la change tous les deux ou trois jours, en augmentant graduellement les numéros. Les souvenirs du malade ne sont pas assez exacts pour préciser ni la forme de l'instrument dont Ricord s'est servi, ni la durée du traitement, ni le degré de la dilatation. Ricord recommanda l'usage prolongé de la sonde. Le malade a été souvent infidèle à cet avis, il ne le mettait en pratique, qu'autant que la miction devenait difficile ou douloureuse. Cette négligence devait à la longue porter ses fruits. De concession en concession, le canal avait fini par n'admettre plus que des sondes ou des bougies de très-petit calibre. Enfin l'introduction des plus fines devint même impossible, et une rétention d'urine absolue se déclara dans le mois de mai 1865, c'est-à-dire dix-huit ans après le traitement de Ricord.

Le docteur P..., qui avait autrefois soigné le malade dans une circonstance analogue, mais cependant moins grave, fut appelé à partager ma responsabilité. Nous fûmes d'avis de tenter d'ouvrir une issue à l'urine par le canal lui-même. L'opération de la boutonnière fut rejetée, et nous ne devions recourir à la ponction hypogastrique que comme pis aller.

Le rétrécissement commençait à cinq centimètres du méat, je voulais tenter de le diviser d'avant en arrière avec l'instrument dont j'ai parlé dans la deuxième observation, mais la gaîne qui cachait la lame, s'étant trouvée trop élevée pour parcourir librement le canal, mon confrère essaya d'emblée le cathétérisme avec une sonde métallique ordinaire. *L'obstacle résista de la façon la plus radicale aux efforts les plus vigoureux.* Nous employâmes alors l'urétrotome de Ricord, non pour diviser le rétrécissement, puisqu'il n'admettait pas même la plus fine bougie, mais pour pratiquer tout près de lui une

incision sur la membrane muqueuse, par cette solution de
continuité tourner la difficulté par une route collatérale et
tâcher ainsi de pénétrer dans la portion recto-stricturale du
canal. Grâce à cette précaution et à des efforts soutenus, la
sonde fit son chemin. Malheureusement, comme il était facile
de le prévoir, la sonde ayant manifestement penché à gauche
de l'opérateur, s'engagea profondément sous la symphyse,
sans donner issue à l'urine. L'instrument me fut alors confié,
et malgré la fausse route qui venait d'être pratiquée, le succès
couronna immédiatement le soin que je mis à me tenir exactement sur la ligne médiane, en visant l'ombilic comme point
de repère.

Nous plaçons à demeure, sans aucune difficulté, une sonde
en caoutchouc vulcanisé. Point d'accidents, sinon un petit
abcès à la partie supérieure de la racine de la verge, abcès
qui donne lieu à un trajet fistuleux, dont l'orifice se ferme et
se rouvre de temps à autre.

A diverses reprises nous avons voulu suspendre l'usage de
la sonde à demeure; mais chaque fois, au bout de quelques
heures, nous avons éprouvé une certaine difficulté à la replacer. Voici ce qui se passe : durant la première heure de l'enlè-
vement de la sonde, on ne trouve pas d'obstacle à la remettre,
mais ce temps écoulé, l'introduction de la sonde en caoutchouc vulcanisé devient impossible sans mandrin, et si on
attend deux heures le passage de la sonde élastique, elle-
même est empêchée. Les bougies fines, plus ou moins résistan-
tes, rencontrent un cul-de-sac à six centimètres du méat, et ce
n'est qu'en tâtonnant, et comme par hasard, qu'elles pénètrent
dans le canal artificiel. J'ai remarqué qu'il suffisait de presser
la verge sur le bec de la sonde parvenue au cul-de-sac, pour
franchir d'emblée la difficulté.

Ces circonstances se rapportent aux jours qui suivent l'opération. Car dans la crainte d'une nouvelle récidive, le malade
n'a jamais voulu consentir à se passer de la sonde, même pour
quelques heures. Il est permis de croire qu'aujourd'hui, l'opération remontant à près de huit ans, la sonde pourrait être
impunément mise de côté, au moins pendant le jour. M. A....
vaque à ses occupations, sans éprouver la moindre souffrance. Son état général est brillant, nous n'avons observé
aucune trace de catarrhe vésical. Quand le désir sexuel sur-
vient, la souplesse de la sonde n'arrête pas l'érection, et le

liquide séminal se fait jour en partie par le méat, entre le canal et la sonde, en partie dans la vessie.

OBSERVATION V : *Rétention d'urine par rétrécissement infranchissable, occupant une grande partie de la portion spongieuse.*

M. G..., âgé de cinquante-quatre ans, de V..., arrondissement de Blaye, capitaine au long-cours, a commencé à éprouver de la difficulté à uriner en 1840. Cette difficulté reconnaissait pour cause une urétrite.

En 1843. *Première rétention d'urine* facilement combattue par le cathétérisme ordinaire.

En 1844. *Deuxième rétention* qui céda à une application de sangsues. Dilatation graduelle pendant un mois, et cautérisation par notre honoré et intelligent confrère Cazenave.

En 1852. *Troisième rétention.* Retour des mers du Sud. Traitement au Havre. Dilatation graduelle.

En 1857. *Quatrième rétention.* Retour de l'Inde. Traitement à Bordeaux, par M. Cazenave. Dilatation graduelle, suivie d'urétrotomie ; cette opération produisit une forte hémorrhagie. Recommandation de passer la sonde de temps en temps.

En 1863. Au mois d'octobre, au moment d'uriner, M. G... tombe violemment à la renverse et éprouve par suite une très-vive douleur à la verge. Il semblait, dit-il, que sa verge était partagée en deux. Quelques jours après, vives douleurs à l'anus. Malaise général. Violents maux de reins. Fièvre continue pendant une vingtaine de jours. On croit à une fièvre typhoïde. La fièvre se complique d'accès très-forts, quotidiens, non périodiques. Vives douleurs à la région ano-périnéale. Tuméfaction de la verge et du bas-ventre, miction très-cuisante. Le médecin ordinaire, M. Pujos père, donne un coup de bistouri sur le milieu de la région dorsale de la verge. Irruption d'une notable quantité de sang veineux, infect. Cessation immédiate de la fièvre. Guérison. Nonobstant l'emploi de la sonde, le rétrécissement devint peu à peu infranchissable aux plus fines bougies que le malade put se procurer, mais resta franchissable à l'urine par petit jets quelquefois et finalement *guttatim.*

En 1867, imminence de rétention absolue. C'est dans ces conditions que le malade vint me consulter en 1867. Je ne fus pas plus heureux que lui-même pour faire pénétrer les plus fines bougies, ce qui ne me surprit pas, car M. G... est intelligent, ingénieux, résolu, et pendant ses longs voyages, comme à terre, il avait été dans l'obligation de parer chaque jour au danger qui le menaçait.

Je dis au malade que mon intention bien arrêtée était de n'intervenir qu'en présence d'une rétention *complète, urgente*, qu'il serait sage de consulter d'autres chirurgiens. La complication tant redoutée du malade, attendue par moi comme condition indispensable pour ma manière d'agir, se manifesta le 21 août 1867, et le 22, à quatre heures de relevée, je procédai à l'opération en présence des Drs Puydebat et Lanelongue. Notons cependant que, les jours précédents, M. G... avait eu plusieurs forts accès de fièvre.

22 août. Chloroformisation. Scarification de l'extrémité antérieure de la stricture. Application du cathéter cannelé. L'instrument tenu solidement ne progresse que petit à petit, millimètre par millimètre. Ce n'est qu'au niveau de la portion membraneuse que sa marche devient plus facile; à ce moment j'introduis l'indicateur gauche dans le rectum, pour diriger le bec de l'instrument et lui servir de point d'appui. De son côté la main droite lui fait exécuter le mouvement de bascule, tout en le poussant, et l'urine sort par la cannelure du cathéter. J'enlève immédiatement cet instrument et je le remplace par une sonde en gomme élastique, munie d'un mandrin. Cette sonde pénètre à frottement, mais sans difficulté. Abandonnée à elle-même, elle se trouve serrée par le canal. (1 gr. 50 centig. de sulfate de quinine en potion à prendre en deux jours. Bouillons, potages et vin à discrétion.)

23 août. Accès de fièvre à huit heures du matin. Urines sanguinolentes jusqu'au lendemain matin.

24 août. La sonde n'est plus serrée par le canal. Je l'enlève. Sortie de matières épaisses et sanguinolentes. Je la replace après quelques tâtonnements. Lavement. Irrigation avec de l'eau de graine de lin tiède. Pouls normal 70. Ventre indolore.

25 août. Urines très-claires. Pouls 70. Douleurs nulle part. Je mets une plus petite sonde, pour faciliter l'issue des matières urétrales. Irrigations.

27 août. Pouls 80 à 84. Tuméfaction sur le trajet du canal en arrière des bourses. Cette tuméfaction augmente les jours suivants.

31 août. Je la ponctionne avec la lancette. Pus.

1er septembre. Nuit très-bonne. Sommeil prolongé. Irrigation. Bains de siége. Quinquina.

2 septembre. Cauchemar. Erection la nuit. Légère tuméfaction de la verge.

4 septembre. Bonne nuit. Sonde en caoutchouc. Elle se déplace le soir. A ce moment l'urine sort par l'ouverture de l'abcès. Je la replace facilement, munie d'un mandrin.

4 septembre. Un petit abcès sous-pénien s'ouvre spontanement. Pollution durant la nuit.

6 septembre. L'urine suinte par les orifices des abcès. Douleurs sur le trajet du canal. *Je fais enlever le bouchon de la sonde, de façon à permettre l'écoulement continu de l'urine. Soulagement immédiat. Les orifices des abcès ne laissent plus passer une goutte d'urine.*

14 septembre. La sonde s'obstrue de concrétions calcaires. Je la remplace par une autre, avec la plus grande facilité, sans mandrin.

Le dépôt calcaire était dans le conduit et sur la concavité de la courbe. Il n'y en avait pas en deçà de l'orifice.

Le frottement de ces concrétions contre les parois du canal le rendirent douloureux. Le siége du premier abcès se tuméfia légèrement et fournit encore un peu de pus.

16 septembre. *Matin.* Nuit de malaise. Quelques vomissements, fièvre légère. Douleurs lombaires et funiculaires au côté gauche. Tuméfaction notable mais presque indolore du testicule. J'enlève la sonde et la remplace avec la plus grande facilité. Urines normales. Onguent napolitain. Cataplasmes de farine de lin tièdes.

Soir. Je retire la sonde. Elle est chargée de sperme. Je l'introduis à plusieurs reprises jusqu'au goulot vésical. Chaque fois je rapporte une forte quantité de cette liqueur. Les douleurs funiculo-testiculaires diminuent très-sensiblement.

17 septembre. Bonne nuit. La douleur génitale est à peu près nulle. Abandon de la sonde, une demi-heure d'abord, puis une heure pendant la journée. Sonde en permanence la nuit.

18, 19, 20 septembre. Abandon de la sonde pendant deux heures.

21 septembre. Les abcès se reforment, donnent passage à un peu d'urine. Sonde à demeure.

25 septembre. La sonde est encore recouverte de dépôts calcaires. On la nettoiera à jours passés. Mais le malade la

portera continuellement, jusqu'à guérison parfaite et dûment constatée de toute trace d'abcès et de trajet fistuleux quelconque.

M. G... rentre dans ses foyers à V..., le 6 octobre, il m'écrit. « Tout va bien, il sort un peu de matière par le méat urinaire et sous la verge. Le testicule est bien. »

Bientôt la sonde à demeure fut définitivement abandonnée. On se contente de passer une bougie chaque matin et de la laisser en place quinze minutes environ. On se conduisit ainsi en 1868-1869-1870-1871, jusqu'au mois d'octobre.

A ce moment, M. G... appelle mon attention sur de très-forts accès de fièvre, qui le prenaient de loin en loin et le fatiguaient beaucoup. *Je lui recommandai alors de n'uriner qu'avec la sonde* et de faire usage d'un électuaire au quinquina. Les accès de fièvre n'ont plus reparu. Toutefois, le malade ne tarda pas à être obligé de diminuer le calibre de la sonde ; j'en conclus nécessairement avec lui que le rétrécissement tendait à se reproduire.

OBSERVATION VI : Le 31 mars 1872, M. G... fut pris à V... d'une nouvelle rétention d'urine. Les docteurs B... et P... furent appelés, et employèrent médicalement et chirurgicalement tout ce qui était en leur pouvoir pour amener l'évacuation de la vessie. Tous leurs efforts réunis restèrent sans effet. L'état du malade leur parut tellement grave, qu'ils lui conseillèrent de se faire transporter à Bordeaux, malgré son état déplorable de souffrance. Le ventre était distendu outre mesure, très-douloureux, la souffrance excessive, l'abattement effrayant. Comme l'évacuation de la vessie était l'unique moyen de salut, j'appliquai immédiatement mon cathéter et pénétrai rapidement jusqu'à la symphyse. A la grande satisfaction du malade, l'urine fit irruption à ce moment et coula d'une façon continue naturellement, c'est-à-dire sans cathéter, ni sonde. Je fis usage de la glace dans le rectum, conformément à l'idée excellente de notre honoré confrère, M. Cazenave. Quelques doses de quinine obvièrent aux accès de fièvre qui avaient pu se produire.

A partir du 8 avril, usage permanent d'une sonde en caoutchouc vulcanisé n° 18. Quelque temps après à Capvern, M. G... a quitté sa sonde conformément à l'avis du médecin des eaux. Grande difficulté pour la remettre, le malade peut seul y parvenir. Depuis ce moment, il ne l'enlève que pour la nettoyer, le passage est constamment des plus faciles. L'ins-

trument est à l'aise, ne met aucun obstacle aux diverses atti-
tudes que peut prendre la verge. L'état général est complètement satisfaisant. M. G... est gros et gras et se livre comme
il l'entend, à ses occupations ordinaires.

Parfois une légère douleur au bout du gland prévient le
malade d'une accumulation d'humeur spermatique et autres,
à la partie postérieure de l'urètre ; il enlève alors sa sonde
pour permettre à ces humeurs de sortir et le soulagement est
immédiat. M. G... pisse trois ou quatre fois en douze heures.

Voilà mes observations dans toute leur vérité. Il en
résulte qu'après le cathétérisme rigide, l'usage de la sonde
est absolument indispensable pour prévenir la récidive et
qu'au demeurant il n'est pas possible d'en déterminer la
durée.

Mais la vie est sauvée, la santé brillante, le travail possible et les qualités éminemment dociles et durables du
caoutchouc vulcanisé adoucissent grandement les incon-
vénients de ce parasite chirurgical.

Pour ne pas s'exagérer la portée de cet inconvénient, *il
faut se demander si les autres méthodes auraient été plus
favorisées.*

Ainsi, avec la ponction sus-pubienne, les malades
auraient été impérieusement condamnés à maintenir une
sonde à l'hypogastre. Ne vaut-il pas mieux l'avoir à la
verge ?

Quant à l'urétrotomie externe sans guide, la seule qu'on
puisse pratiquer parfois dans les conjonctures exceptionnelles dont il s'agit, il ne faut pas perdre de vue : *que c'est
une opération difficile, exigeant des aides nombreux,* tandis
que, dans l'autre, *l'opérateur se suffit à lui-même ;* que,
l'insuccès peut être complet. Tel ce malade dont il est
parlé dans la cinquième observation de M. Dudon ([1]),
malade chez lequel *toute l'urine passait par la fistule.*

Il ne faut pas oublier que de prétendues guérisons, celles

([1]) Thèse de Paris, *De l'Urétrotomie externe.* 1867.

de M. Labat (Thèse Dudon), par exemple, *ne sont que des insuccès,* puisque les malades sont fistuléux. D'ailleurs que sont-ils devenus? On l'ignore. On ne peut donc les tenir comme faits réellement dignes d'entrer dans la ligne des guérisons formelles.

Les adversaires du cathétérisme objectent l'infiltration urineuse et ses fâcheuses conséquences. Ne croirait-on pas, à les entendre, que l'urétrotomie externe met à l'abri de cette complication? Mais pourquoi donc, demanderai-je alors, *avez-vous perdu cinq malades sur dix?*

Quant à la tendance à la récidive, *elle existe absolument des deux bords.*

M. Broca enlève la sonde le huitième jour, il éprouve les plus grandes difficultés pour lui en substituer une autre. *Il ne lui a pas fallu moins de trois quarts d'heure pour y arriver.*

L'observation suivante en est encore une preuve des plus concluantes :

Rétrécissement infranchissable de l'urètre. — Fistules urinaires. — Incision du périnée pour rétablir le canal. — Succès de l'opération et réapparition des mêmes désordres. Par M. le Dr Lesueur (de Vimoutier).

Le sujet de l'observation est âgé de quarante-deux ans. Il a eu trois chaudes-pisses, la dernière à vingt-huit ans, celle-ci n'a pas encore disparu. Il y a plusieurs années, à la suite d'une injection au sulfate de zinc, il éprouva une rétention complète d'urine qui résista au cathétérisme, mais qui ne céda pas au traitement antiphlogistique.

Trois ans plus tard, nouvelle rétention, même impossibilité de se sonder; guérison par les antiphlogistiques.

Enfin, il y a un an, après avoir travaillé plusieurs semaines dans l'eau et fait des excès d'eau-de-vie, il fut pris d'une troisième rétention, qui cette fois donna lieu à un abcès ulcéreux suivi de fistules périnéales.

Aujourd'hui cet homme en porte trois, par lesquelles l'urine coule continuellement. Le cathétérisme ne peut être pratiqué.

M. Lesueur crut devoir alors tenter l'incision périnéale pour pénétrer dans la vessie et plus tard dans le canal de l'urètre, d'arrière en avant.

Le douzième jour après l'opération, l'incision au périnée était guérie, l'engorgement de la verge beaucoup diminué, les fistules paraissaient vouloir se tarir; en un mot tout allait si bien, que M. Lesueur crut pouvoir retirer la sonde pendant deux heures et apprit au malade à la replacer lui-même, ce qu'il fit cinq ou six fois. Mais tout à coup, il ne peut plus la faire pénétrer, M. Lesueur lui-même ne peut plus retrouver le passage et le malade retombe dans son premier état.

La Gazette médicale de Paris, qui publie ces lignes (1856, page 558), se demande d'où vient la récidive. Il serait possible, dit-elle, que le malade en se sondant ait produit une déchirure de la cicatrice mal affermie encore; de là, obstacle à retrouver le canal. Il est probable que si une pareille déchirure avait été produite par le malade, le médecin n'aurait pas manqué de la mentionner; et d'ailleurs un accident de ce genre n'aurait pas empêché le cathétérisme entre les mains de M. Lesueur. Il est plus naturel de supposer que le rétrécissement, dévié par le séjour de la sonde, avait peu à peu repris sa place après l'ablation de celle-ci et ramené simplement l'obstacle primitif.

Donc la récidive est fatale quel que soit le genre de l'opération, et la préférable doit être celle qui expose le moins la vie du malade, et se trouve davantage à la portée de tous les praticiens.

L'emploi de la sonde après l'urétrotomie est aussi indispensable qu'après le cathétérisme rigide, et, parmi les opérés, celui-là sera plus particulièrement à l'abri de nouveaux accidents, qui sera plus fidèle à la recommandation-express de tous les chirurgiens à ce sujet.

MANIÈRE DE PRATIQUER LE CATHÉTÉRISME RIGIDE.

La manière dont il faut pratiquer le cathétérisme rigide varie suivant que l'obstacle au passage de l'urine siége sur la prostate ou sur la portion spongieuse. Contrairement à ce qu'on pensait autrefois, les strictions organiques de la portion membraneuse sont tellement rares qu'il est permis de ne pas en tenir compte. Du reste, quand cette partie du canal est rétrécie, c'est plus particulièrement vers ses extrémités, c'est-à-dire au niveau du collet du bulbe ou bien au sommet de la prostate. Le premier cas rentre dans la catégorie des difficultés de la portion spongieuse, et le deuxième dans celles des difficultés de la portion prostatique.

1° CATHÉTÉRISME RIGIDE DANS LES CAS DE RÉTENTIONS D'URINE PAR *obstacle prostatique*.

L'opérateur peut le pratiquer avec une sonde ordinaire ou avec le cathéter cannelé du lithotomiste. Cependant, au lieu de la sonde ordinaire, il vaudrait mieux se servir d'une sonde cylindrique ou à bec olivaire, profondément cannelée sur la convexité de la courbure, comme je viens de le faire fabriquer, on a ainsi une *sonde-cathéter*.

Le malade étant disposé sur le bord d'un lit, comme pour l'opération de la taille, l'opérateur introduit l'instrument, qui, ne rencontrant aucun obstacle dans les deux premières portions du canal, arrive facilement au niveau du plan symphysien ; à ce moment, l'opérateur introduit dans le rectum l'indicateur de la main gauche, véritable régulateur de l'instrument. Il est aidé dans ce rôle par son congénère le pouce chargé de tendre le canal en repoussant la verge vers l'opérateur. Ainsi disposés, ces deux doigts forment une courbe très-propre à prévenir la déchirure de la paroi inférieure de la portion membraneuse ; sans cette précaution, cet accident est des plus faciles et s'explique par la faiblesse de la paroi urétrale à ce niveau, et par la situation du bec de l'instrument compris alors entre les points fixes sous-symphysien (ligament de Carcassonne) et prostatique du canal (ligaments antérieurs de la vessie). De deux choses l'une : ou la vessie est remontée ou elle est abaissée. Dans ce dernier cas, comme la moitié postérieure de la courbe urétrale a été déprimée, et que le mouvement de bascule doit être très-léger, ce n'est plus la paroi inférieure, mais bien la paroi supérieure du canal qui est exposée à la lésion. *Par le mouvement ordinaire de bascule, le bec de l'instrument tendrait non vers le rectum, mais vers l'espace pubi-prostatique.* L'instrument doit donc marcher presque horizontalement comme s'il était droit. L'index placé dans le rectum n'est jamais meilleur juge que dans cette conjoncture.

Dans le cas de vessie remontée, la portion postérieure de la courbe subissant elle aussi un déplacement en haut, il en résulte qu'elle tend à devenir parallèle à la voûte pubienne. Dès lors, à peine le bec de l'instrument a-t-il franchi le ligament de Carcassonne ou plan symphysien *qu'il se trouve pointé plus ou moins sur la paroi postérieure du canal. Ici le mouvement de bascule doit donc dépasser la limite ordinaire, il doit être complet pour faire coïncider l'axe du bec avec l'axe du canal.*

Cette distinction faite, conformément à l'indication fournie par le doigt régulateur, la main droite de l'opérateur fera plus ou moins basculer le pavillon de l'instrument en forçant *progressivement et avec fermeté, sans pencher d'un côté ni de l'autre,* jusqu'à ce que l'écoulement de l'urine vienne démontrer que le but est atteint. *Le praticien ne doit pas oublier que parfois la tuméfaction prostatique allonge le canal à tel point que la sonde de longueur*

*ordinaire a besoin d'être enfoncée profondément pour péné-
trer dans la vessie.*

2° CATHÉTÉRISME RIGIDE DANS LE CAS DE RÉTENTION D'URINE
PAR RÉTRÉCISSEMENT SIÉGEANT AU NIVEAU DU COLLET DU BULBE,
C'EST-A-DIRE A DOUZE CENTIMÈTRES A PEU PRÈS DU MÉAT URINAIRE.

L'opérateur s'est assuré par le toucher rectal qu'il
n'existe pas de complication sérieuse du côté de la prostate :
la chose est déjà probable si l'individu n'a pas dépassé
cinquante ans. Il introduit ensuite le scarificateur jusqu'au
rétrécissement, le déprime par l'allongement de la verge
et y pratique quelques scarifications d'un millimètre de
profondeur à peu près; cela fait, il remplace le scarificateur par l'un des instruments dont j'ai parlé, et saisissant
en plein la verge de la main gauche, il la tend sur l'instrument pendant que celui-ci subit la pression ferme et graduellement croissante de la main droite, le pavillon ne
penchant d'un côté ni de l'autre. Dans ces conditions, la
gouttière, bi-caverneuse, sert de conducteur naturel au bec
de l'instrument; *la stricture ne tarde pas à céder; l'irruption de l'urine est une preuve que la fossette retro-stricturale
est atteinte, l'opérateur peut s'arrêter là.* Il convient de
placer à demeure une sonde métallique ou élastique d'un
calibre proportionné à celui du canal.

Comme la prostate pourrait être le siége d'obstacles non
prévus, il sera toujours prudent d'introduire l'index gauche
dans le rectum pour régulariser le mouvement de bascule.

3° Enfin, si la rétention d'urine est due à des rétrécissements multiples de la portion spongieuse ou bien à un rétrécissement longitudinal, l'instrument explorateur trou-
vera la difficulté généralement à cinq ou six centimètres
environ en arrière du méat, l'opérateur se comportera
comme dans le cas précédent, en ayant soin de renouveler
la scarification au fur et à mesure qu'après la déhiscence

d'une stricture il en rencontrera une autre. Les strictures longitudinales ne réclament qu'une scarification. Ici le praticien, étant obligé de développer notablement plus de force que dans le cas précédent, occupera de préférence le côté gauche du malade, et disposera ses mains de façon à ce que leur rapprochement assure infailliblement la marche toniquement graduée de l'instrument et par conséquent prévienne tout écart fâcheux. On se comportera pour le reste comme précédemment.

Comme on le voit, *l'opération que je préconise est une sorte de combinaison d'urétrotomie interne d'avant en arrière et de cathétérisme.*

AVANTAGES DU CATHÉTER CANNELÉ DU LITHOTOMISTE SUR LA SONDE ORDINAIRE.

Je reconnais au cathéter conducteur les avantages suivants :

Par *sa solidité exceptionnelle,* il permet au chirurgien de déployer *avec mesure* toute la force nécessaire.

Par *son bec olivaire* ou conique, il est propre soit à briser les rétrécissements circulaires d'une faible ou d'une médiocre résistance, soit à creuser le conduit artificiel destiné à faire communiquer les parties pré- et rétro-stricturales de l'urètre.

Par *sa longue et profonde cannelure,* il offre à l'index placé dans le rectum un point d'appui précieux parce qu'il est remarquablement sûr. Personne n'ignore, en effet, que malgré les plus grandes précautions la sonde peut subir des glissements pendant l'impulsion que lui imprime la main droite. D'où de grands désordres. La mobilité de la pulpe digitale, la configuration de la sonde, la présence d'un corps gras sur les surfaces destinées à se correspondre, ne prédisposent-elles pas manifestement à cet accident? La cannelure, du reste, en permettant la sortie de l'urine dès qu'on est arrivé dans la vessie, remplace suffisamment le conduit de la sonde pour témoigner d'emblée du résultat de l'entreprise.

Par *son étendue et par son guilloché ou ses rainures*, il offre une prise remarquable aux doigts de la main droite ; il rend complètement inutile le morceau de linge que Boyer recommandait d'interposer entre les doigts et la sonde pour la fixer convenablement.

Tous ces avantages réunis concourent à permettre au chirurgien *de rester invariablement sur la ligne médiane, condition capitale de succès.*

On peut cependant ajouter encore à ces avantages du cathéter en faisant subir quelques modifications à son pavillon. Il suffit pour cela d'augmenter son épaisseur et de l'échancrer à sa base et en bas, ou bien de le transformer en poignée.

L'instrument est alors beaucoup mieux en main.

J'ai pensé de même qu'en faisant canneler tout le côté convexe de la courbe d'une sonde à parois épaisses, on pouvait réunir dans un seul instrument tous les avantages possibles. Je lui donne le nom de *sonde-cathéter*.

Ces instruments ont été parfaitement fabriqués par MM. Gendron avec des feuilles de maillechort épaisses.

Je me plais à rendre hommage à leur zèle intelligent.

RÉSUMÉ

Dans ce travail, je ne cherche pas à détruire, mais à édifier.

Je respecte les moyens en faveur aujourd'hui pour combattre les rétrécissements de l'urètre et les rétentions d'urine.

Le cathétérisme forcé modifié ou cathétérisme rigide *n'est qu'une ressource de plus* proposée aux chirurgiens *dans les seuls cas de rétention d'urine excessive, urgente.*

La tuméfaction de la prostate, les abcès causes de rétention, peuvent rendre le cathétérisme très-difficile ou bien impossible sans effort. Où cesse la difficulté grande? où commence l'impossibilité? nul ne peut le dire. Quand ce crépuscule opératoire se présente à l'instrument dont le bec est déjà en contact avec le sommet prostatique, de deux choses l'une : ou le chirurgien est de trempe à passer outre, il doit alors *impérieusement agir avec méthode ;* ou bien il est timide, inconscient des règles, il ne doit alors songer qu'à la cystotomie ou en appeler à une main plus sûre.

La sonde ordinaire est un instrument insuffisant dans les conjonctures sérieuses. *Elle n'offre pas assez de prise à la main droite, elle glisse trop facilement sur la pulpe de l'indicateur gauche introduit dans le rectum.* Il y a lieu de la remplacer soit par le cathéter cannelé du lithotomiste, soit par une sonde à parois épaisses aussi rigide que le cathéter lui-même et, comme lui, profondément cannelée sur le côté convexe de la courbure. *On prévient ainsi ces fâcheux glissements de latéralité, toujours nuisibles à la portion membraneuse du canal.*

Dans les cas de rétention d'urine par rétrécissement simple ou annulaire, siégeant sur un des points de la portion spongieuse ou bien au collet du bulbe, c'est-à-dire à la région spongio-membraneuse, les moyens ordinaires étant impuissants, *l'usage du cathéter cannelé est tout à fait de mise et n'est pas assez apprécié,* je me crois en droit de l'affirmer. Témoins les faits ci-dessus ; témoin le fait suivant :

Un malade, urétrotomisé naguère à l'hôpital Saint-André, y rentre pour une rétention d'urine. M. Denucé cherche en vain à pénétrer dans la vessie par les moyens ordinaires. Il accorde quelques heures de repos à son malade et donne rendez-vous à ses élèves pour *l'opération de l'urétrotomie externe sans guide.*

Au moment d'opérer, il *demande à essayer le cathéter cannelé et franchit la difficulté. Les suites furent des plus simples. Qu'aurait produit l'urétrotomie sans guide ?*

Il faut noter d'ailleurs, et j'insiste sur ce point, que de légères scarifications sur la partie antérieure du rétrécissement sont toujours *inoffensives, très-utiles, et parfois indispensables ; il faut noter que, dans ces sortes de cas, la fossette rétro-stricturale occupant habituellement la portion membraneuse, constitue une sorte de poche qu'il suffit d'atteindre, qu'il n'est pas nécessaire de dépasser pour soulager le malade.*

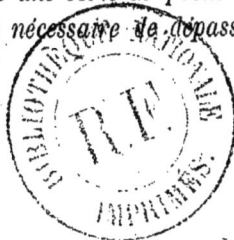

Bordeaux. —Imp. DUVERDIER et Cⁱᵉ (DURAND, direcᵗʳ), ruë Gouvion, 7.

/ 03

www.ingramcontent.com/pod-product-compliance
Lightning Source LLC
Chambersburg PA
CBHW071330200326
41520CB00013B/2930